AF455673

DE LA DIGESTION DES ALIMENS,

POUR MONTRER

QU'ELLE NE SE FAIT PAS par le moyen d'un LEVAIN, mais par celui de la TRITURATION ou du BROYEMENT.

Contre l'article XIII. *des Memoires de Trevoux, en Janvier* 1710.

A PARIS,
Chez FRANÇOIS FOURNIER Libraire, en la maison de FREDERIC LEONARD, Imprimeur du Roy, ruë Saint-Jacques, à l'Ecu de Venise.

M. DCCX.

AVEC PRIVILEGE DE SA MAJESTE'.

AVIS.

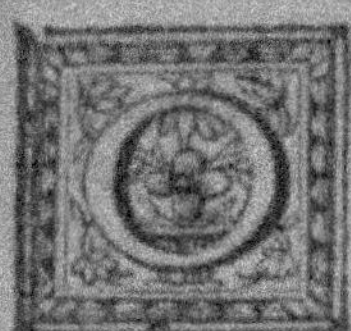

N avoit cru d'abord, qu'il suffiroit de donner ici seulement l'abrégé de la Dissertation de M. de Vieussens, contenue dans le XIII. *article des Mémoires de Trevoux. Mais deux raisons ont déterminé à la donner toute entiere. La premiere, pour procurer au lecteur la facilité de conferer les endroits qu'on attaque dans ce petit ouvrage, & qu'on promet de refuter plus au long. La seconde, pour ne rien altérer dans l'opinion de ce savant médecin, & pour ne point affoiblir ses objections ni ses preuves.*

ART. XIII. DES MEMOIRES DE TREVOUX en Janvier 1710.

De la nature & des proprietez du levain de l'estomac. Par M. de Vieussens le pere, medecin du Roi, membre de l'Académie royale des Sciences, & de la Societé royale de Londres.

AVANT que de parler du Levain de l'estomac, j'examinerai & refuterai l'opinion de quelques médecins de ce tems, qui veulent que l'action des dents, & celle de ce viscere se ressemblent, qui prétendent, dis-je, que la coctiondes alimens se fasse par leur broyement commencé dans la bouche, & continué dans l'estomac, comme dans un muscle creux, où ils veulent qu'ils soient pêtris & dissous par la force de ses fibres motrices, qui l'agitent & le meuvent, & par l'action des muscles voisins, qui tous ensemble comme autant de mains, les foulent, les broyent, les dissolvent, les fondent & les font passer, disent-ils, dans une créme fine & délicate, à peu près semblable à celle qui se forme sous le porphyre, s'ils sont de nature & de condition à se laisser briser. Mais ce sentiment ne sauroit être reçû chez les médecins qui connoissent parfaitement la structure naturelle & le jeu de l'estomac, & qui n'ignorent pas en quoi les parties voisines contribuent à la coction des alimens. Les remarques suivantes convaincront de la fausseté de ce systéme tous les lecteurs attentifs.

Premierement l'usage des dents ne sauroit ressembler à celui de l'estomac, parce qu'il n'y a aucune ressemblance entre leur tissure & celle de ce viscere : & d'ailleurs la digestion des alimens se commence dans la bouche, non seulement par l'action des dents, mais plûtôt par celle du ferment dont la salive est impregnée, comme je l'ai expliqué dans le chapitre neuviéme de la partie seconde de mon nouveau systême des liqueurs du corps humain. Secondement le mouvement des dents est extraordinairement fort, & se fait à diverses reprises ; & celui de l'estomac est doux & continuel, comme je vais le prouver.

J'ai démontré dans mes reflexions sur la neuviéme de mes expériences, que l'estomac est un tissu de differens vaisseaux arrangez de maniere, qu'à mesure que ceux de ses deux tuniques propres se raccourcissent, & se serrent les unes contre les autres, par la seule vertu de leur ressort naturel, après avoir été allongez par la quantité & le poids du manger & du boire; ces deux tuniques se froncent à-la-verité : mais la résistance que font les alimens à la force qui en cause le froncement, est toujours assez grande pour les empêcher de se froncer promtement, à diverses reprises, & avec autant d'effort qu'il le faudroit, pour pouvoir broyer la nourriture qu'elles contiennent & embrassent de toutes parts, à peu près comme les grains sont broyez entre deux meules de moulin, dans le tems que l'une tourne sur l'autre.

Il est certain que l'action de l'estomac rempli d'alimens, est un mouvement qui au lieu d'être fort, & de se faire à reprises comme celui des muscles, est continuel, insensible, & par consequent fort doux, qui dure jusqu'à ce que sa cavité soit vuide. Or ce mouvement qui consiste dans son froncement, ne sauroit suffire pour le broyement parfait de la nourriture solide. Et ne dites pas que par l'action du diaphragme & des muscles du bas ventre, ce viscere est si pressé à reprises très-souvent réiterées par le haut & par le bas, que ses parois sont forcées de s'approcher d'assez près, & avec assez de force, pour pouvoir broyer & reduire en une espece de bouillie, les alimens mêmes les plus solides. Car s'il étoit possible que cela se fit ainsi, il faudroit necessairement que le diaphragme, & les muscles du bas ventre, portassent en même tems tout leur effort contre l'estomac :

mais tous les anatomistes, du moins ceux qui sont assez bons physiciens pour pouvoir connoitre à fond la mécanique du corps, conviendront toujours avec moi, si je ne me trompe, que cela ne sauroit se faire naturellement; parce qu'au même moment que les muscles du bas ventre pressent l'estomac par leur contraction, le diaphragme se contracte aussi: mais au lieu de presser ce viscere avec eux en se contractant, il s'en éloigne, & se porte vers le poûmon, qu'il presse pour faciliter l'expiration; de sorte que le diaphragme ne s'approche de l'estomac, & ne presse par consequent que lorsqu'il s'applanit en s'allongeant en tout sens: & d'abord qu'il commence de s'applanir, les muscles du bas ventre commencent de le fuir, pour ainsi parler, & s'éloignent de l'estomac; parce qu'alors ils s'allongent.

Le fait incontestable dont je viens de parler étant supposé, il est vrai de dire que l'action naturelle & douce du diaphragme & des muscles du bas ventre, favorise à-la-verité la coction des alimens dans l'estomac, en tant qu'elle contribue en quelque façon à soutenir le cours des sucs que ses vaisseaux portent, & le ressort de leurs tuniques: mais il ne sauroit être permis, ce me semble, de penser que cette action si douce puisse suffire pour les broyer. De plus le mouvement des muscles du bas ventre devient tout-à-fait inutile à la coction de la nourriture, lorsque le bas ventre est fort enflé par des humeurs d'une grosseur extraordinaire, qui se forment petit à petit dans sa cavité, ou par des humeurs aqueuses qui s'y sont ramassées; parce que la force qui les tient pour lors allongez, étant supérieure à celle qui tend à les faire contracter, ils restent comme dans l'inaction; & le peu d'effort dont ils sont capables, se termine, ou sur les tumeurs formées dans les entrailles, ou sur les eaux dans lesquelles l'estomac nage. Cependant la digestion du manger & du boire, ne laisse pas de se faire dans le cas qu'on vient de marquer, comme l'experience nous l'apprend. Ajoutez à ce que je viens de dire, que s'il étoit vrai que le diaphragme & les muscles du bas ventre, pressassent l'estomac avec autant de force qu'on le suppose, sa cavité en seroit assez retrecie à reprises, pour que personne ne pût éviter de vomir une partie des alimens d'abord après le dîner & le souper. Cela est pourtant tout-à-fait contraire à l'experience.

A l'égard du foye, de la rate, du pancreas, & de l'épiploon, qui sont aux environs de l'estomac; il est certain qu'ils entretiennent par leur chaleur le mouvement des differentes liqueurs que portent les differens vaisseaux dont ce viscere est composé; & ils soutiennent & fortifient par consequent l'action de son ferment naturel.

Puisque par toutes les raisons physiques mecaniques que je viens de rapporter, l'estomac ne sauroit agir par lui-même, ni par les parties de son voisinage, de maniere à pouvoir broyer & reduire en une espece de bouillie, les alimens qu'il reçoit dans sa cavité; il faut necessairement qu'il les digere & les cuise par l'action de ſon propre levain. En effet ſi ce viſcere n'avoit pas un ferment particulier, comment pourroit-on expliquer la diſſolution des ſubſtances cartilagineuſes dans l'eſtomac des hommes, & des os mêmes dans celui de certains animaux? Ne faut-il pas, pour qu'un corps ſoit broyé par un autre, que la force du corps broyant, l'emporte infiniment ſur la reſiſtance du corps qui doit être broyé? Où trouvera-t-on quelqu'un, qui après avoir comparé la dureté des cartilages, & des os mêmes avec la ſoupleſſe de l'eſtomac d'un chien, par exemple, ne diſe que l'eſtomac étant d'un tiſſu très-delicat, ſeroit beaucoup plûtôt déchiré par les alimens d'une grande dureté, que ces alimens ne ſeroient eux-mêmes diviſez par lui, ſi la digeſtion devoit en être faite par leur ſimple broyement? Comment expliqueroit-on cette digeſtion ſi promte qui ſe fait dans les hommes ſaiſis de la faim qu'on appelle canine? Les épingles, & même les aiguilles qu'on avalle quelquefois par inadvertance, ne piqueroient-elles pas toûjours l'eſtomac? & les os avalez par des chiens, le plus ſouvent avec des bouts fort pointus, ne les bleſſeroient-ils point aſſez, pour les faire gemir, ſi les parois de leur eſtomac s'approchoient d'aſſez près, & avec aſſez de force, pour les pouvoir broyer? Cependant il eſt rare que ce viſcere ſoit piqué par aucun des corps étrangers dont je viens de parler. Quelles raiſons pourroit-on rendre de la conſiſtence épaiſſe, que prend le lait dans l'eſtomac des enfans mêmes les plus ſains qui sont à la mamelle, où il se caille naturellement, au lieu d'y conserver sa fluidité ? Où trouveroit-on la cause de cette difficulté que toutes les substances laiteuses ont à se digerer dans celui de plusieurs hommes d'une parfaite santé, qui ne sauroient s'en nourrir, sans que leur estomac en souffre ?

Ce que j'ai dit jusqu'ici me semble prouver démonstrativement, que l'estomac ne digere les alimens reçûs dans sa cavité, que par un levain qui lui est particulier : & cela est si vrai, que le ferment de ce viscere venant à lui manquer, ou devenant mal conditionné, l'appetit se perd, & la nourriture qu'on prend reste dans sa cavité quelquefois pendant vingt-quatre heures, & même plus long-tems, sans y souffrir aucune alteration sensible, comme l'experience le fait voir ; quoique d'ailleurs sa structure soit dans son entier, & que le mouvement du diaphragme & des muscles du bas ventre soit reglé, & à peu près aussi fort, qu'il a coûtume d'être dans le tems qu'on jouit d'une bonne santé.

Aprés avoir refuté l'opinion des médecins qui rapportent la coction des alimens à leur simple trituration ; j'expliquerai en peu de mots les changemens qui se font dans le tissu propre de l'estomac, dans les tems qu'on mange & qu'on boit, afin de faire comprendre aisément ce que j'ai à dire plus bas, touchant la maniere dont le levain de ce viscere agit sur eux. L'estomac n'estant autre chose qu'un corps membraneux cave, composé de differens conduits, comme je j'ai déja marqué, il est évident que toutes les fois que nous mangeons & que nous buvons, tous ses vaisseaux doivent s'allonger plus ou moins, selon que la quantité de la nourriture que nous prenons est plus ou moins grande. Or les arteres, les veines, les conduits charnus, les vaisseaux lymphatiques arteriels, & les nerfs de ce premier reservoir du manger & du boire, ne sauroient s'allonger, sans que les portes de leurs tuniques, & leurs cavitez se retrécissent: & pour lors deux choses arrivent necessairement. Car il arrive premierement que la force du ressort naturel de tous ces vaisseaux s'augmente beaucoup, parce que les vapeurs fines qui s'échappent continuellement des liqueurs qu'ils portent, ne pouvant pas entrer aisément dans les pores de leurs tuniques nouvellement retrécis, elles font par la force de la matiere subtile dont elles sont impregnées, de nouveaux & de plus grands efforts qu'auparavant pour s'y insinuer: & c'est par ces efforts qu'elles s'y insinuent veritablement, & qu'elles remettent leurs petites cavitez dans l'état de leur premiere dilatation. Or cela ne se peut faire ainsi, sans que les vaisseaux mêmes reprennent aussi l'état de leur premiere tension. Il arrive en second lieu, que les cavitez des arteres, des veines, & des conduits, étant nouvellement retrécies, les liqueurs qui leur viennent de nouveau ont plus de peine qu'auparavant à y rentrer & y couler. C'est pourquoi le cœur même n'a pas tout-à-fait alors la même liberté, qu'il a quelque tems avant qu'on mange & qu'on boive, de chasser aisément le sang de l'une & de l'autre de ses deux cavitez. De sorte que ce viscere étant en quelque façon gêné, & ne pouvant se contracter pour lors aussi aisément qu'il se contracte, la digestion des alimens estant faite, est forcé de redoubler ses contractions, & par consequent de les rendre plus fortes, & plus frequentes, comme un chacun peut s'en appercevoir, par les changemens qui arrivent dans le pouls, aprés qu'on a diné & soupé. Car il est constant qu'à mesure que l'estomac se dilate par les alimens qu'il reçoit, le pouls devient plus vigoureux, & plus frequent, & qu'il s'éleve, & paroît plus plein qu'auparavant, lorsque les parties les plus fines des alimens, & le chile qui en provient, passent dans les ventricules du cœur. Ainsi il est évident, ce me semble, que dans tous les tems que l'estomac se trouve rempli de la nourriture qu'on a prise, tous ses vaisseaux s'efforcent continuellement de se mettre dans le premier état de leur tension naturelle, par leur propre force élastique beaucoup augmentée alors, comme je l'ai fait voir jusques ici, & fortement soutenue par le mouvement du sang & des differens sucs qui passent des uns dans les autres. C'est donc par leur effort continuel, soutenu par la forte impulsion que le cœur communique aux liqueurs qu'ils portent, que les alimens sont poussez de la cavité de l'estomac, à mesure qu'ils s'y digerent, dans celle des intestins gréles.

Afin de pouvoir donner une idée veritable & nette de la nature du ferment de l'estomac, dont il est tems de parler, je ferai remarquer premierement, que lorsqu'on remplit la cavité de ce viscere de teinture de safran tirée dans l'eau de vie, cette teinture passe non seulement dans les conduits lymphatiques-arteriels nerveux, mais encore dans les graisseux, qui servent avec des arteres & des veines à l'attacher à l'épiploon. On remarquera en second lieu, qu'il n'y a aucune partie du corps qui soit garnie d'un aussi grand nombre de nerfs que l'estomac, & que ces nerfs se terminent dans ses conduits lymphatiques-arteriels, dans les graisseux, & dans les charnus. C'est pourquoi il n'y a aucun lieu de douter, qu'il n'y ait quelque communication entre les trois differens vaisseaux secretoires, dont je viens de parler, & que les trois differentes liqueurs qu'ils portent, ne concourent ensemble, pour composer le levain de l'estomac. Cela estant supposé, il est évident, ce me semble, que ce levain est un suc recrementeux, volatil, composé de parties très-fines de graisse & de lymphe, impregné de beaucoup d'esprit animal, & destiné pour exciter l'appetit & cuire les alimens dont on se nourrit.

Il paroit par l'idée que je viens de donner de la nature du ferment de l'estomac, qu'il est un extrait fort fin des divers principes du sang. Ainsi il est composé de parties volatiles, de phlegme, de souffre, de sel salé acre, & de sel acide.

Pour donner à entendre comment est-ce que cet extrait excite l'appetit, qu'il doit naturellement exciter, je ferai remarquer qu'à mesure que l'estomac se resserre par la seule force de son ressort, & se décharge dans les intestins des alimens qu'on a pris, sa tunique vasculeuse se fronce, & les differens vaisseaux dont elle est tissue, s'entortillent de maniere, que les liqueurs qu'ils portent, ne circulent pas librement dans leurs cavitez. En effet le froncement de la tunique vasculeuse de l'estomac, & l'entortillement de ses vaisseaux sanguins, font que le sang des arteres ne passe pas avec une entiere liberté dans les veines: c'est pourquoi elles se dilatent beaucoup, & leur grande dilatation fait que les petites embouchures des conduits lymphatiques arteriels-nerveux, qui naissent de leurs parois, s'entrouvrent aussi beaucoup, & laissent passer dans leurs cavitez plus de lymphe arterielle qu'ils n'en peuvent décharger dans les veines ausquelles ils aboutissent. Cela fait que ces conduits se gonflent, & que la liqueur qu'ils contiennent, irrite doucement leurs parois toutes nerveuses, soit par sa grande quantité, soit par le mouvement de ses parties salines, qui toutes adoucies qu'elles sont, ne laissent pas d'avoir assez de pointe pour se faire sentir d'une maniere qui flatte agréablement l'appetit; & c'est par cette irritation douce, communiquée au centre ovale du cerveau par les esprits animaux, que se produit dans l'ame le sentiment qu'on appelle faim, ou desir de manger. Or la faim diminue à mesure qu'on mange & qu'on boit; parce qu'alors tous les vaisseaux de l'estomac, tant sanguins que secretoires, se desentortillent petit à petit, & que les liqueurs qu'ils portent circulent enfin assez librement au travers de son tissu, pour n'en pouvoir plus ébranler les fibres nerveuſes autant qu'il le faudroit pour ſoutenir l'appetit.

A meſure que durant le tems qu'on mange & qu'on boit, le levain de l'eſtomac eſt verſé dans ſa cavité par les petits tuyaux ſecretoires, qui en rendent la ſurface interieure veloutée, il y penetre les alimens, & il s'y unit avec celui dont la ſalive vient de les abbreuver dans la bouche, comme je l'ai expliqué.

De ſorte que ces deux fermens unis enſemble, & devenus plus forts par leur union, & par conſequent très-diſpoſez à ſe mouvoir librement, s'inſinuent aiſément dans le tiſſu interieur du manger & du boire, & les fermentent. En les fermentant, ils en débarraſſent inſenſiblement les principes, & en les dégageant de leurs chaînes, pour ainſi parler, ils les diviſent, & les diſpoſent à ſe changer facilement en ſang.

Tandis que la digeſtion des alimens ſe fait, leurs parties les plus fines, & par conſequent les plus chargées de matiere étherée, s'inſinuent par la force mouvante de cette matiere, dans la maſſe du ſang, de la maniere dont je l'ai expliqué dans mon nouveau ſyſtême des vaiſſeaux du corps humain. Cependant celles de leurs parties qui par leur maſſe & par leur figure tiennent le milieu entre les plus ſubtiles & les plus groſſieres, deſcendent dans les boyaux grêles, & y prennent la forme de cette ſubſtance laiteuſe qu'on appelle chile; laquelle s'inſinue dans les veines lactées du fameux Aſellius, de la maniere dont je l'ai expliqué dans mes reflexions ſur la neuviéme de mes experiences.

DE

DE LA DIGESTION DES ALIMENS,

POUR MONTRER QU'ELLE NE SE FAIT PAS par le moyen d'un LEVAIN, mais par celui de la TRITURATION ou du BROYEMENT.

Contre l'article XIII. *des Memoires de Trevoux, en Janvier* 1710.

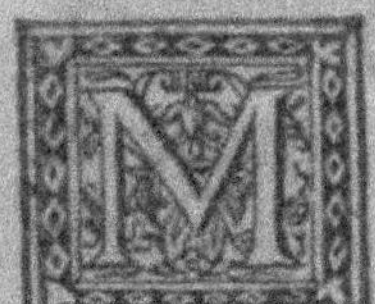

ONSIEUR de Vieussens se déclare ici l'apologiste du levain de l'estomac. on auroit pû croire que c'étoit avoir du zele ou de la bonté de reste, que de s'intéresser pour une opinion aussi disgraciée ; mais la compassion qui s'accroît à proportion de la disgrace, a rendu Monsieur de Vieussens sensible à celle de ce malheureux systême, qu'il trouve à propos d'honorer de sa protection. En effet il ne falloit pas moins qu'un aussi grand nom que le sien, pour en prêter à une opinion décréditée ; & une cause aussi desespérée demandoit d'estre maniée par d'aussi habiles mains.

Mais on auroit attendu de nouvelles preuves, des pensées neuves & des observations singulieres, de la plume d'un auteur, qui s'étant toute sa vie donné pour anatomiste, devroit être du secret de la nature & élevé dans les nouvelles découvertes. L'*acide du sang*, le commerce, la nature & la structure de tant de *vaisseaux nouveaux* dont il s'est fait auteur, les succés qu'ont eu dans le monde litteraire ces découvertes de Monsieur de Vieussens, devenoient de sûrs garans de la *ré-*

habilitation

habilitation du système des levains. cependant comme s'il se fût défié de la bonté de sa cause, il employe moins de nouvelles preuves, qu'un artifice nouveau. il croit donc regagner pour le levain de l'estomac la confiance du public, s'il peut le détourner de celle qu'il pourroit donner au système de la trituration. Pour y parvenir, on auroit espéré d'un savant comme luy, des raisons; mais il commence par des injures, car il frappe d'anathême l'opinion du broyement, en prononçant qu'elle est *indigne d'être reçûe chez les médecins qui sont instruits de la structure & du jeu de l'estomac.* L'accusation est grave de la part d'un anatomiste célebre; mais est-elle vraye? honore-t-elle M. de Vieussens? la prouve-t-il? & faute de preuves n'encoure-t-il pas lui-même ce reproche à plus juste titre? C'est ce qu'on examinera en détail dans une dissertation qu'on prépare là-dessus, & pour laquelle on a besoin de quelque temps. C'est là qu'on répondra à ses difficultez ; on y examinera la mécanique, la force & les usages des fibres motrices de l'estomac ; on appuyera ceci de faits, d'observations, d'autoritez & de raisonnemens, par où on laissera à juger au public, si M. de Vieussens est autant supérieur en anatomie, qu'il voudroit le donner à penser. On ne veut pas avancer ici, qu'il paroît aussi peu exact en chymie ; mais ce qu'on apportera pour prouver le mal-entendu, l'inutilité, l'insuffisance & l'impossibilité des *levains*, suivant les principes & les définitions des chymistes, pourra faire soupçonner qu'il s'oublie un peu sur cette matiere.

Cependant pour suspendre le jugement du public, que l'opinion de M. de Vieussens, commune & triviale comme elle est, & à la portée de tout le monde, pourroit prévenir, on va répondre ici sommairement & par forme de préliminaire, à ce qu'il avance.

M. de Vieussens appelle, *opinion de quelques médecins de ce temps*[a], le sentiment de ceux qui tiennent pour le broyement. On lui prouvera que cette opinion est presque autant ancienne dans le monde savant, que la médecine elle-même, tandis que la doctrine des levains ne sauroit compter cent ans d'antiquité.

Il ne comprend pas que *l'usage des dents* puisse ressembler à *celui de l'estomac*[b], on lui fournira là-dessus des faits anatomiques, (car l'anatomie lui plaist fort) & on fera voir que c'est moins de la *tissure*, de la dureté & de la solidité des parties, que de leur structure, de leurs situations, de leurs arrangemens & de leur mécanique, qu'il faut tirer leurs forces, leurs actions & leurs usages.

[a] *Pag.* iij.

[b] *Ibid.*

J'ay démontré, dit-il, *que l'estomac*[a], *&c.* Le public s'est-il donc trouvé convaincu de cette démonstration? le systême[b] des vaisseaux de M. de Vieussens s'est-il fait tant de protecteurs, qu'il ait enlevé tous les suffrages? Il ajoûte plus bas: *La résistance que font les alimens..... est assez grande pour empêcher les membranes de se froncer*[c], *&c.* Cette idée ne fait pas honneur à l'anatomie de M. de Vieussens: on tâchera de le ramener à la véritable structure de ce viscere; on fera voir contre ce qu'il avance, que le poids des alimens s'oppose si peu au mouvement de l'estomac, qu'il en est l'instigateur, ou qu'il fait office de muscle antagoniste de ce viscere. Il est vrai que *le froncement de l'estomac au sens de M. de Vieussens ne sauroit suffire pour le broyement*[a]; mais peutêtre, M. de Vieussens n'étant pas fait au *jeu*[b] *de l'estomac*, en a-t-il mal compris

[a] *Pag.* iv.

[b] *Vasorum systema novum.* C'est un ouvrage de M. de Vieussens.

[c] *Pag.* v.

[a] *Ibid.*

[b] *Pag.* iv.

le mouvement & le ressort ; & c'est sur quoi on aura plus d'une observation à lui proposer.

M. de Vieussens est sur tout blessé de la part qu'on donne au *diaphragme* & aux *muscles du bas ventre* dans la digestion. *Il faudroit*, dit-il, *nécessairement que ces muscles & le diaphragme portassent tout leur effort en même temps contre l'estomac*[a]. Mais ceux qui défendent la *trituration*, sont si peu persuadez de cette nécessité, qu'ils prétendent que ces *muscles* & le *diaphragme* doivent agir alternativement pour concourir au broyement. C'est donc inutilement qu'il se souleve avec tant de vivacité contre une prétendue action de ces parties, dont les partisans du systême de la trituration ne peuvent s'accommoder.

L'action du diaphragme & des muscles du bas ventre.... contribue à soûtenir le cours des sucs[b], *&c.* Voila à quoi M. de Vieus-

[a] Pag. v.

[b] Pag. vj.

ſens réduit toute la force muſculeuſe de l'eſtomac. Cette mécanique eſt de ſon invention ; mais répont-elle à la ſtructure de ce viſcere ? C'eſt ce qu'il prétend, parce qu'*il ne ſauroit eſtre permis*, ce lui ſemble, *de penſer qu'une action ſi douce puiſſe ſuffire pour broyer* [a]. C'eſt donc une choſe à lui expliquer, combien eſt puiſſant un mouvement doux & longtemps continué. Il auroit pû ſe ſatisfaire en faiſant réflexion ſur le frottement des corps, & ſur ce qui en réſulte à la longue. En attendant ce qu'on aura à dire là-deſſus, un exemple familier auroit pû le mettre ſur les voyes. Le voici. Une ſcie mouſſe, patiemment & lentement agitée, aidée d'un peu d'eau, fend les marbres les plus durs. M. de Vieuſſens auroit bien imaginé d'autres forces ou d'autres machines, s'il avoit eſté conſulté ſur la maniere de ſcier les marbres.

[a] *Ibid.*

Voici une observation qu'il propose. *Le mouvement des muscles du bas ventre devient inutile à la coction, quand le bas ventre est fort enflé* [a]. Mais un hydropique, *Ascite* par exemple, ne tire-t-il plus de secours des muscles du bas ventre pour lui aider à respirer ? On doute que M. de Vieussens voulût le prétendre. Or il s'ensuit de là qu'il reste encore de la force & du mouvement aux muscles du ventre, lorsqu'ils paroissent extraordinairement tendus. Il faudra donc examiner la force qui reste à une fibre allongée, c'est ce qu'on fera ; & ceci sera confirmé par cette autre preuve, qu'une fibre pour peu qu'elle puisse se mouvoir ou s'allonger, est capable de beaucoup de force.

[a] Pag. vj.

Voici une autre observation de M. de Vieussens : *S'il estoit vrai que le diaphragme & les muscles du bas ventre pressassent l'estomac avec autant de force qu'on le sup-*

* Pag. vij. *pose* [a], *personne ne pourroit éviter de vomir.* Mais qui suppose que l'estomac est si fort pressé? M. de Vieussens tout seul l'avance, aucun des partisans de la trituration ne le pense. Il faudra donc expliquer en quoi consiste, & comment se fait le mouvement de trituration dans l'estomac. On tâchera de ne rien oublier là-dessus. Au reste, M. de Vieussens conclut mal du pressement de l'estomac, que le vomissement doit nécessairement s'ensuivre : car le vomissement se fait principalement quand le fond de l'estomac se *contracte* & se souleve vers l'orifice supérieur qui doit estre libre & non pressé. Le contraire arriveroit dans la supposition de M. de Vieussens; car le diaphragme pressant alors la partie supérieure de l'estomac, & les muscles du bas ventre pressant tout-à-la-fois & en même temps le fond & les parois de ce viscere, ce seroit le moyen d'y tenir tout renfermé.

A

A l'égard du foye & de la ratte[a], *&c.* on ne voit pas trop ce que le foye & la ratte viennent faire là. M. de Vieussens les y amene inutilement ; car il combat le systême de la trituration, dans lequel les partisans de cette doctrine ne donnent aucune part à ces visceres.

Il faut nécessairemẽt que l'estomac digere par l'action de son levain[b].

On croiroit à entendre M. de Vieussens, que toute la question sur la digestion se réduit uniquement au *broyement* & au *levain* de l'estomac. Sa conclusion n'est donc pas juste ; car quand il auroit prouvé que la digestion ne se fait pas par voye de *broyement*, il auroit encore à détruire les opinions de ceux qui croyent que les alimens se digerent, ou par le moyen de la *chaleur*, ou par la force de l'air concentré dans l'estomac, ou par une sorte de *macération* ou de *pourriture* qui met les alimens en bouillie.

C

[a] *Pag.* vij.

[b] *Ibid.*

En effet si ce viscere n'avoit pas un ferment particulier, comment expliquer la dissolution des substances cartilagineuses dans l'estomac des hommes, & des os même dans celui de certains animaux[a] ?

1°, M. de Vieussens seroit embarrassé de prouver que les substances cartilagineuses, si elles ne sont fort tendres & de jeunes animaux, se dissolvent dans l'estomac des hommes. Du moins, les os ne se dissolvent pas dans celuy des chiens, sur tout ces *bouts d'os*, comme il parle[b] : car ces portions d'os, quand elles sont dures, sortent sans estre fondues, mais seulement vuides de sucs & de moelle; ce qui a fait penser à de bons auteurs, que la digestion se fait par maniere d'*extrait*. Autre systême que M. de Vieussens aura encore à détruire, avant que de donner le sien pour l'unique ou pour le véritable.

2°, M. de Vieussens suppose

[a] *Pag.* viij.

[b] *Ibid.*

ce qui est en question. *Comment expliquer*, dit-il, *la dissolution, &c.* s'il n'y a pas de *ferment* dans l'estomac? On l'expliquera par la trituration, à moins qu'il ne prouve la présence de ce *ferment*. Mais c'est comme s'il disoit: Il y a un *ferment* dans l'estomac, parce que l'estomac ne peut digerer sans ferment; c'est un *cercle*, *une pétition de principe*, enfin un raisonnement vicieux. Peutêtre le corrigera-t-il à la pag. xj. car c'est en cet endroit qu'*il est temps*, dit-il, *de parler de la nature du ferment de l'estomac*. Jusques-là il ne quittera pas le systéme de la trituration sur lequel il retombe ici vigoureusement.

Ne faut-il pas, dit-il, *pour qu'un corps soit broyé par un autre, que la force du corps broyant l'emporte infiniment sur la résistance du corps qui doit estre broyé.*[a]

[a] Pag. viij.

Que M. de Vieussens nous permette de suivre pour un moment

cette maxime, & de lui faire ici une autre question. *La force du corps broyant doit*, dit-il, *l'emporter infiniment sur la résistance du corps qui doit estre broyé.* Il trouveroit sans doute cette force immense dans le levain de l'estomac, qui selon lui brise & fond les os & les cartilages : car ce sera à son gré une puissance infiniment supérieure à la résistance des alimens. Mais fera-t-il comprendre qu'un *fondant* si puissant & si efficace puisse impunément fondre les alimens, fussent-ils osseux & cartilagineux, sans intéresser l'estomac lui-même, qui est moins qu'osseux, puisqu'il n'est que membraneux? Autre défaut de raisonnement, qui ne prouve rien parce qu'il prouve trop en faveur du levain de l'estomac. D'ailleurs l'observation est contraire à cette maxime : L'eau creuse la pierre, & il est des huiles qui fondent des corps durs & solides. Mais on donnera des raisons satisfaisantes là-dessus à M. de Vieussens dans la dissertation qu'on prépare.

Comment expliqueroit-on cette digestion si promte qui se fait dans les hommes saisis de la faim canine? [a]

[a] Pag. viij.

C'est de la digestion qui se fait dans l'état naturel, qu'on parle ; & M. de Vieussens embarrasse la question d'une digestion contre nature : c'est perdre le point de vûe & donner le change. Quand bien même donc on lui accorderoit que cette *digestion promte*, qui est une maladie, se feroit par un acide, ce seroit au plus prouver des levains dans l'état contre nature. Mais cela même prouveroit contre le systême du levain naturel de l'estomac : car l'état de maladie étant contraire à celui de la santé, ce seroit un préjugé, que les levains faisant des maladies, seroient peu propres à entretenir la santé.

Les épinglès qu'on avale, piqueroient l'estomac [a], *&c.* Cette objection étoit échappée à M. de Vieussens à la page vj. car c'est là qu'il en propose contre la *trituration.* Il trouve à propos de la rappeller ici en parlant de la nécessité d'un acide dans l'estomac; le dérangement n'y fait rien, cette difficulté l'arréte, on s'en étonne: car un savant physicien y a répondu. M. de Vieussens auroit dû savoir sa réponse, on la lui communiquera en son temps. Mais il est étrange de voir M. de Vieussens si fort en garde contre la pointe d'une épingle, (car enfin le hazard ne peut gueres en faire avaler qu'une à la fois) tandis qu'il tient l'estomac en sûreté contre un million de pointes d'acides, qu'il fait résider dans l'estomac. Si une goutte d'*esprit de vitriol* endommage ce viscere, la quantité de liqueur acide qui sejourne dans ce viscere, ne le blesseroit-il pas ? Or de ce qu'il

[a] Pag. viij.

n'eſt pas bleſſé ou douloureux dans l'état naturel, n'eſt-ce pas une conſequence qu'il ne contient naturellement aucun acide?

Quelle raiſon rendre de la conſiſtance épaiſſe que prend le lait qui ſe caille [a], &c.

[a] Pag. viij.

M. de Vieuſſens revient à la néceſſité d'un *acide* dans l'eſtomac. Mais il s'agit d'un acide naturel, & il parle d'un acide contre nature: car la coagulation du lait dans l'eſtomac vient toujours ou de l'indiſpoſition de ce viſcere, ou des reſtes d'alimens aigris. Il y a d'ailleurs d'autres cauſes que l'acide de la coagulation du lait. L'excés de cette liqueur dont on gorge les enfans, le fait coaguler, parce qu'il croupit alors & ſejourne trop, par la méme raiſon qu'un lait trop longtemps gardé ſe coagule. Le chaud, caille encore le lait, c'eſt-pourquoi il ſe caille ſi aiſément en eſté. Mais ces obſervations prouvent que le lait ſe coagule de lui-même, sans le mélange d'aucun acide étranger : car il s'aigrit par exemple en esté dans des vaisseaux où il n'y a nul acide ; pourquoi donc lui en chercher dans l'estomac, pour l'y coaguler?

Ce que j'ai dit me paroît prouver demonstrativement .... que l'estomac ne digere que par un levain[a].

[a] Pag. ix.

M. de Vieussens a toujours bonne opinion de ses preuves ; mais il est étrange qu'il ne tire d'autres preuves du levain de l'estomac, que de ses effets, *à posteriori* ; cependant il appelle cela *prouver demonstrativement.* Mais une démonstration physique devroit se faire *à priori*, c'est-à-dire qu'elle devroit se prendre de la nature de la chose ; M. de Vieussens n'a pas pris cette methode qui auroit été *démonstrative.* Il auroit fallu, par exemple, montrer qu'il y a des *acides* dans le sang, que c'est une portion de ces acides qui se filtre dans l'estomac. M. de Vieussens dira peutêtre qu'il a amplement prouvé *l'acide du sang* ; mais on lui a démontré que ce prétendu acide étoit d'emprunt dans les liqueurs que la *distillation* du sang lui a données, puisqu'on lui a fait voir * que *l'acide* qu'il en tiroit, étoit moins le produit du sang, que du *bol* qu'il méloit avec le sang pour le distiller. Nous attendons donc d'autres preuves de M. de Vieussens là-dessus ; cependant l'acide du sang demeurera sans preuve, & la demonstration de celui de l'estomac retombera dans le doute & dans l'obscurité.

* *M. Pitcarn*, Dissert.

Le ferment de ce viscere venant à manquer, l'appétit se perd [a], *&c.*

[a] *Pag.* ix.

Autre raisonnement vicieux, autre *cercle*, autre *pétition de principe*. L'appétit se perd, parce que le levain de l'estomac manque. Il falloit prouver que le levain de l'estomac fait l'appétit ; aprés quoi on auroit été autorisé à tirer la consequence que l'appétit se perd faute de ce levain.

Quoique le mouvement du diaphragme & des muscles du bas
[a] Pag. ix. *ventre soit reglé* [a], *&c.*

M. de Vieussens ne fait pas réflexion qu'il ne suffit pas que le mouvement de ces muscles soit reglé, il faut aussi que celui de l'estomac soit uniforme : car il faut se souvenir qu'il doit y avoir dans l'état naturel une sorte de cadence ou de correspondance entre les mouvemens de l'estomac & celui de ces muscles : c'est une justesse ou une proportion qu'on expliquera en son lieu.

[b] Ibid. *Aprés avoir refuté* [b], *&c.*

Ici commence un long raisonnement qui ne finit qu'à la fin de la page XI. *C'est*, dit M. de Vieussens, *pour faire comprendre..... la maniere dont le levain de l'estomac agit sur les alimens.* Cependant ce
[c] Pag. ix. qu'il en conclut [c], est la maniere dont *les alimens sont poussez de*

l'estomac dans les intestins. Cette tirade de raisons hors de place, ne prouve donc rien contre la *trituration* en faveur du levain de l'estomac.

Afin de donner une idée nette de la nature du ferment de l'estomac, dont il est temps de parler [a].

C'est-à-dire que M. de Vieussens a employé plus des deux tiers de sa dissertation, à combattre la trituration. C'étoit cependant du levain de l'estomac dont il alloit parler, si on en croit le titre. Mais son cœur l'a trahi, il en vouloit à la *trituration*, il s'est laissé aller à son ressentiment contre elle. Mais enfin le voici venu au levain de l'estomac, voyons s'il tient parole sur la *netteté* de l'idée qu'il en promet.

Il n'y a aucun lieu de douter qu'il n'y ait quelque communication entre ces trois differens vaisseaux, [*veines, arteres, lymphatiques* [b]], *&c.*

[a] Pag. xj.

[b] Pag. xij.

Il falloit auſſi prouver qu'il y a communication entre ces vaiſſeaux & les nerfs, puiſque ceux-ci doivent auſſi fournir leur *contingent*. M. de Vieuſſens ſuppléera à cette omiſſion quand il voudra, étant auſſi plein qu'il eſt d'obſervations & de découvertes ſur le ſyſtême des vaiſſeaux [a].

Il falloit encore expliquer comment ſe fait dans l'eſtomac la *filtration* de cet aſſemblage de liqueurs. Ce ſera ſans doute à la faveur de quelque levain : l'occaſion étoit belle pour remonter de levain en levain à la ſource d'un premier levain, afin de tracer une liſte ſûre, ou une *génealogie* ſuivie & fidele des deſcendans de ce levain primitif : c'eſt un beau morceau à travailler.

Cela étant ſuppoſé, il eſt evident [b], &c.

L'évidence des démonſtrations de M. de Vieuſſens eſt fondée ſur des ſuppoſitions. Etrange maniere

[a] M. de Vieuſſens a fait *Vaſorum ſyſtema novum*.

[b] *Pag.* xij.

de démontrer en physique ! c'est cependant dans ces suppositions qu'il trouve *l'idée nette* de levain qu'il promettoit. La voici.

Ce levain (de l'estomac) *est un suc recrementeux , volatil , composé de parties tres-fines de graisse & de lymphe , imprégné de beaucoup d'esprit animal , & destiné pour exciter l'appétit & cuire les alimens* [a].

Un suc recrementeux. Ce mot de *recrementeux* est de nouvelle fabrique , mais il ne prévient pas agréablement l'imagination. Il fait d'ailleurs peu d'honneur au levain de l'estomac , il le deshonore au contraire , en le mettant au nombre des sucs dont la nature aime à se défaire. Aussi cette expression est-elle propre à M. de Vieussens , car elle n'est tombée dans l'imagination de personne. On peut donc s'assûrer que cette production de M. de Vieussens ne sera pas revendiquée.

[a] *Ibid.*

L'imagination ne se perd pas moins dans les autres *qualifications* que M. de Vieussens donne au levain de l'estomac : *recrementeux*, *volatil*, c'est-à-dire grossier & subtil : le *contraste* est singulier, *composé de parties tres-fines de graisse & de lymphe.... d'esprit animal, &c.* Cette composition paroît plus ressembler à un *être de raison*, à un suc imaginé & à un ouvrage de commande, qu'à une production de la nature : jamais même chymiste opérateur n'a rassemblé tant de choses pour composer un dissolvant. M. de Vieussens auroit donc pû sentir qu'un suc naturel devroit estre plus simple, puisque les manieres de la nature sont si peu composées : ainsi de cela seul on peut conclure que le levain de l'estomac est chimérique. Cependant M. de Vieussens a crû encore qu'il ne pouvoit resulter rien d'assez efficace d'une pareille *combinaison* ; & qu'un semblable levain ne pourroit suffire à toutes les dissolutions qui se présenteroient à faire. Ayant donc prévû qu'une substance *aqueuse* ou *phlegmatique*, auroit besoin d'un *menstrue aqueux*, il a par cette sage prévoyance ajoûté du *phlegme* [a] dans ce levain. Il a compris encore que si c'étoit des substances *sulphureuses* qui se présentassent à dissoudre, ce levain auroit besoin de *soufre*, & par une égale prévoyance il y a mêlé du *soufre*. Ayant de plus remarqué que l'estomac en certains animaux rencontre des substances cartilagineuses & osseuses à digerer, il a fallu assaisonner ce levain de *sel*. Enfin pour satisfaire à tous les besoins de ce levain, & pour le mettre en état de faire face à toutes les différentes substances *salines*, *sulphureuses*, *terrestres* ou *alcalines*, qu'il auroit à combattre & à vaincre, M. de Vieussens a jugé qu'il falloit que le sel du levain de l'esto-

[a] *Pag.* xij.

mac fust une sorte d'*androgyne* ; un sel double ou *neutre* : c'est ce qu'il nomme *sel salé*, sans exclusion de *l'acre* & de *l'acide* dont ce levain doit participer.

Mais M. de Vieussens a-t-il quelque exemple d'une composition qui admette tout-à-la-fois un *sel salé acre*, & un *sel acide* ; & quand cela seroit, tant de contraires pourroient-ils s'accorder à faire une liqueur neutre, tel que devroit être le levain de l'estomac?

Le levain de l'estomac est un extrait fort fin [a], *&c.*

[a] Pag. xij.

Un *extrait* aussi étoffé, *fort fin* cependant, est une belle invention. Les *alkools* des chymistes n'ont rien d'aussi merveilleux, car ils ne sont pour la plûpart que des *soufres* ou des *huiles éthérées*, ou des sels *volatilisez* : ces sels sont simples, & le plus souvent *alcalis*. L'eau & le *phlegme* n'y ont aucune part ; car ils sont d'autant meilleurs, qu'ils sont plus parfaitement

déphlegmez,

déphlegmez. Mais l'extrait de M. de Vieussens est composé *de graisse, de lymphe, de phlegme, de sel salé acre & de sel acide*. Cet extrait est donc unique dans la nature, c'est un extrait *original* que l'art n'a pû copier. C'est pourtant dans cette combinaison imaginaire de particules bizarrement entassées & mal assorties, que M. de Vieussens trouve une *idée nette* [a] de ferment. Ce qui suit ne met pas *cette idée* dans un plus beau jour.

[a] Pag. xj.

Pour donner à entendre comment est-ce que cet extrait excite l'appétit [b].

[b] Pag. xij.

M. de Vieussens essaye en cet endroit d'expliquer comment se forme ce pretendu *extrait*, mais il le fait un peu confusément, pour ne rien dire de plus : *La tunique de l'estomac se fronce.... ses vaisseaux s'entortillent.... les embouchures des conduits lymphatiques arteriels nerveux s'entrou-*

[a] *Pag. xiij.* *vrent*[a]. La tunique composée de vaisseaux se fronçant, & les vaisseaux s'entortillans, peut-on imaginer que les vaisseaux lymphatiques qui rampent sur ces vaisseaux s'entrouvrent? c'est un paradoxe, car si cela se passoit ainsi, les vaisseaux seroient comprimez par le froncis, ou dans les replis de la tunique vasculeuse : ainsi la consequence de M. de Vieussens seroit fausse.

Cela fait que ces conduits se gonflent, & que la liqueur qu'ils contiennent irrite doucement leurs parois.... par ses parties salines, qui toutes adoucies qu'elles sont, &c..... flattent agréablement l'appétit[b], *&c.*

[b] *Ibid.*

C'est ici où l'on se perd absolument dans le raisonnement de M. de Vieussens, c'est pourtant de l'anatomie & de celle des vaisseaux dans laquelle il s'est distingué. Il traite *d'extrait* le levain de l'estomac, ce doit estre par consequent une liqueur ſeparée, developpée, ſortie des vaiſſeaux, & reçûe dans l'eſtomac ; c'eſt même l'idée qu'il s'en fait quand il a à expliquer la digeſtion[a]. Mais cet *extrait*, quand il a à exciter la faim, eſt une *lymphe arterielle* contenue dans les lymphatiques dont elle irrite *les parois nerveuſes*. Ce n'eſt donc pas le ferment de l'eſtomac qui excite la faim, c'eſt *la lymphe arterielle*, où ce ferment n'eſt pas un extrait : cependant M. de Vieuſſens le qualifie de ferment & luy fait exciter la faim.

Cette irritation douce communiquée au centre ovale du cerveau[b], *&c.*

C'eſt un *phœbus anatomique* qu'il faudroit paſſer à M. de Vieuſſens, s'il ſervoit à prouver ſon ſyſtéme.

Le levain de l'eſtomac eſt verſé dans ſa cavité par les petits tuyaux ſecretoires qui en rendent la ſurface interieure veloutée[c].

[a] Pag. xij.

[b] Pag. xiij.

[c] Pag. xiv.

Ceci est un cas anatomique dans lequel on ne se seroit pas attendu de trouver M. de Vieussens en faute. Le *velouté*[a] de l'estomac n'est pas composé des extrémitez des vaisseaux excrétoires, ce sont des *papilles nerveuses*, des aboutissemens de nerfs destinez à des usages bien differens. Tous les anatomistes en conviennent : mais on le fera voir dans la dissertation qu'on travaille, par l'anatomie comparée des estomacs de differens animaux.

[a] Pag. xiv.

D'ailleurs l'idée que M. de Vieussens donne ici du levain n'est pas juste ; comment comprendre en effet que le levain de l'estomac est versé dans sa cavité, puisque le levain de l'estomac ne devient tel qu'aprés qu'il a été filtré dans les glandes de ce viscere ? il n'y est donc pas versé, mais la matiere dont il doit estre formé s'y verse : on suivra cette pensée ailleurs.

De sorte que ces deux fermens[a], &c.

[a] Ibid.

Le ferment de l'estomac assaisonné, comme nous l'avons vû, de *volatile*, de *graisse*, de *lymphe*, de *phlegme*, de *soufre*, de *sel salé acre*, de *sel acide*, paroissoit dans cet équipage plus étoffé que de raison. M. de Vieussens luy donne cependant encore un aide, *un ferment coadjuteur*, c'est la salive qu'il érige en levain; seroit-ce aussi que la salive fermenteroit les alimens dans la bouche, & que la mastication seroit une fermentation? Il auroit esté digne de M. de Vieussens de nous faire comprendre comment une matiere agitée par une force infiniment superieure à celle d'un levain, peut prendre un mouvement de fermentation; ce seroit prouver qu'une bougie pourroit éclairer le jour: mais on en demeurera ici dans ces generalitez, reservant le détail de tout ce qui regarde la digestion, pour la dissertation qu'on fait sur cette matiere.

On eſpere faire quelque choſe de plus en faveur du ſyſtême de la *trituration*. On eſſayera dans cette même diſſertation, de mettre dans un nouveau jour les cauſes qui font ou qui entretiennent les maladies de l'eſtomac ; c'eſt une *ætiologie* nouvelle tirée en général de la mecanique du corps, & en particulier de la ſtructure de ce viſcere, appuyée d'obſervations qu'on tient de l'uſage, dont on enrichira cette diſſertation.

Au reſte on ne s'eſt laiſſé aller à donner ces remarques ſur le ſyſtême de M. de Vieuſſens, que parce qu'il eſt homme de merite, d'autant plus digne d'eſtre écouté, qu'on honore ſa ſcience & ſa candeur. On eſt même fâché de ſe voir obligé d'écrire contre un ſyſtême qu'il protege, mais ce ſyſtême a attaqué ouvertement un des principes fondamentaux du *Traité des Diſpenſes*, en attaquant celui de la *trituration ;* c'eſt-pourquoi on s'est crû obligé de répondre aux objections de ce savant médecin.

APPROBATION.

J'AY lû par l'ordre de Monseigneur le Chancelier cet ouvrage sur la digestion des alimens, & n'y ay rien trouvé qui doive en empêcher l'impression. A Paris, ce 9. May 1710. RENEAUME.

PERMISSION.

LOUIS PAR LA GRACE DE DIEU, ROY DE FRANCE ET DE NAVARRE: A nos amez & feaux Conseillers les Gens tenans nos Cours de Parlement, Maistres des Requestes ordinaires de nostre Hostel, Grand Conseil, Prevost de Paris, Baillifs, Sénéchaux, leurs Lieutenans Civils, & autres nos Justiciers qu'il appartiendra, SALUT. Le Sieur FOURNIER, Libraire à Paris, Nous ayant fait supplier de luy accorder nos Lettres de Permission pour l'impression *de la Digestion des Alimens, pour montrer qu'elle ne se fait pas par le moyen d'un levain, mais par celui de la trituration ou du broyement,* Nous lui avons permis & permettons par ces Presentes de faire imprimer ledit Livre en telle forme, marge, caractere, & autant de fois que bon luy semblera, & de le faire vendre & debiter par tout nostre Royaume pendant le temps de cinq années consécutives, à compter du jour de la date desdites Presentes. Faisons défenses à tous Imprimeurs, Libraires, & autres Personnes de quelque qualité & condition qu'elles soient, d'en introduire d'impression étrangere dans aucun lieu de nostre obéïssance; à la charge que ces Presentes seront enregistrées tout au long sur le Registre de la Communauté des Imprimeurs-Libraires de Paris, & ce dans trois mois de la date d'icelles; que l'impression dudit Livre sera faite dans nôtre Royaume & non ailleurs, en bon papier & en beaux caracteres, conformément aux Reglemens de la Librairie; & qu'avant que de l'exposer en vente, il en sera mis deux Exemplaires dans nostre Bibliotheque publique, un dans celle de nostre Château du Louvre, & un dans celle de nostre tres-cher & feal Chevalier Chancelier de France le Sieur Phelypeaux Comte de Pontchartrain, Commandeur de nos Ordres, le tout à peine de nullité des Presentes; du contenu desquelles vous mandons & enjoignons de faire jouir l'exposant ou ses ayans cause, pleinement & paisiblement, sans souffrir qu'il leur soit fait aucun trouble ou empéchemens. Voulons qu'à la copie desdites Presentes qui sera imprimée au commencement ou à la fin dudit Livre, foy soit ajoûtée comme à l'original. Commandons au premier nostre Huissier ou Sergent de faire pour l'execution d'icelles tous Actes requis & necessaires, sans demander autre permission, & nonobstant clameur de Haro, Charte Normande & Lettres à ce contraires: CAR TEL EST NOSTRE PLAISIR. Donné à Versailles le vingt-cinquiéme jour de May l'an de grace mil sept cens dix, & de nostre Regne le soixante-huitiéme. Par le Roy en son Conseil, signé, FOUQUET.

Registré sur le Registre N° 3. de la Communauté des Libraires & Imprimeurs de Paris, page 30. N° 30. *conformement aux Reglemens, & notamment à l'Arrest du 13. Aoust 1703. A Paris le 13. Juin 1710.*

Signé, DELAUNAY, Syndic.

Achevé d'imprimer pour la premiere fois le 14. Juin 1710.

Les Exemplaires ont esté fournis.

www.ingramcontent.com/pod-product-compliance
Ingram Content Group UK Ltd.
Pitfield, Milton Keynes, MK11 3LW, UK
UKHW021517260726
13993UKWH00004B/1718